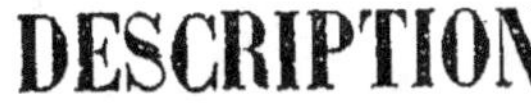

DESCRIPTION

DU

TREPTODONTE

ET DU

STÉRÉODONTE

APPAREILS NOUVEAUX

POUR LE REDRESSEMENT DES DENTS

ET LEUR CONTENTION APRÈS LE REDRESSEMENT

SUIVIE DE L'EXPOSITION

DES OSTÉONAURES

Nouveau Système de Prothèse dentaire

A l'aide duquel on profite des avantages qué présentent séparément les
Appareils métalliques et les Pièces de défenses d'Hippopotame,
sans en éprouver les inconvénients.

PAR A. SCHANGE

(BREVETÉ S. G. D. G.)

MÉDECIN-DENTISTE DE LA FACULTÉ DE PARIS, MEMBRE DE LA SOCIÉTÉ MÉDICALE
DU XIIᵉ ARRONDISSEMENT, ET DE PLUSIEURS SOCIÉTÉS SCIENTIFIQUES.

Prix : 1 Franc.

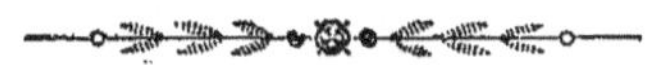

PARIS

GARNIER FRÈRES, LIBRAIRES, PALAIS-ROYAL,
Péristyle Montpensier

ET CHEZ L'AUTEUR, RUE DE RIVOLI, 68,
Vis-à-vis la place de l'Hôtel-de-Ville.

1857

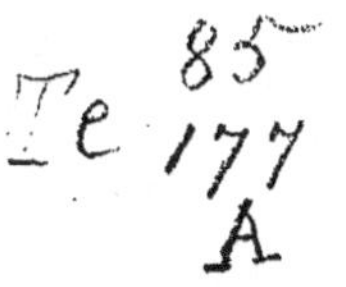

AVANT-PROPOS.

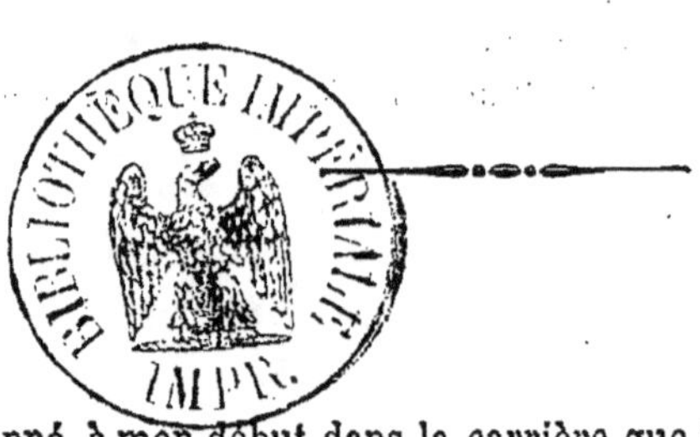

Frappé, à mon début dans la carrière que j'ai embrassée, des imperfections de la mécanique dentaire, je n'ai cessé de diriger mes efforts et mes recherches de ce côté, sans pourtant méconnaître ce que la médecine opératoire pouvait avoir d'intéressant. Aussi, dès 1842, je publiais un *Précis sur le redressement des dents et sur les obturateurs du palais* (1). Cet ouvrage, qui manquait absolument à la science, obtint, par les aperçus et les procédés nouveaux qu'il présentait, l'approbation des hommes compétents, et aujourd'hui il est encore le seul ouvrage complet sur cette matière. Depuis cette époque, toutefois, l'art n'a pas été sans marcher, et, pour mon compte, je suis arrivé à des résultats assez importants, suivant moi, pour mériter d'être connus. Ces quelques pages ne sont donc, au moins quant au redressement des dents, qu'un complément obligé du livre que je viens d'indiquer, et dont je me propose de publier, avant qu'il soit longtemps, une 4ᵉ édition, entièrement refondue.

Pour l'intelligence de mes nouveaux procédés de redressement et de contention des dents, j'ai fait graver et intercaler dans le texte

---

(1) Paris, Labé, libraire, place de l'Ecole-de-Médecine.

LE TREPTODONTE

ET LE

STÉRÉODONTE

APPAREILS NOUVEAUX

POUR LE REDRESSEMENT DES DENTS

ET LEUR CONTENTION APRÈS LE REDRESSEMENT

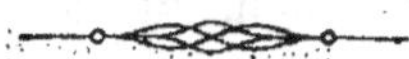

DESCRIPTION DU TREPTODONTE.

Cet appareil (fig. 1), tout en or, peut s'appliquer aux deux maxillaires, pour combattre la proéminence et la rétroïtion des dents. Il se compose d'une plaque *a* s'appliquant contre la voûte palatine.

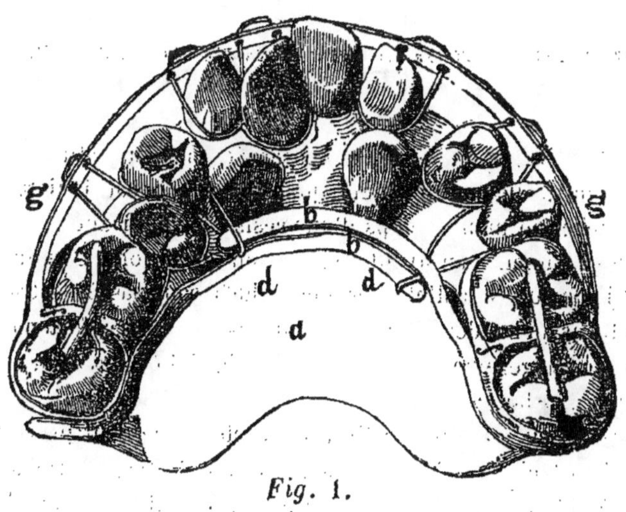

Fig. 1.

trois figures. La première représente une arcade dentaire déviée avec le treptodonte en place; la deuxième, le stéréodonte, appareil contenteur applicable après le redressement; la troisième fait voir l'arcade dentaire redressée et débarrassée de ses appareils. Je préviens que les figures 1 et 2 ne sont pas de fantaisie; elles sont la représentation exacte de moules pris sur nature avant et après le traitement.

Enfin, à la suite des deux appareils ci-dessus, je propose un nouveau genre de dentiers ou de pièces de denture qui, par les services qu'il est appelé à rendre et par la fréquence de son emploi, mérite encore plus l'attention des médecins et du public.

Ceci dit, je commence immédiatement l'exposition de mes procédés de redressement.

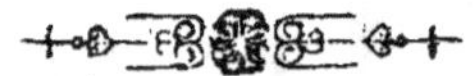

Au devant du bord antérieur de cette plaque règnent deux demi-joncs *bb*, passant l'un au-dessus de l'autre dans la moitié antérieure de leur longueur, et allant se souder aux angles postérieurs de la plaque par leur extrémité postérieure.

Chacun de ces demi-joncs présente, suivant le besoin, dans son parcours, une ou plusieurs encoches destinées, chacune, à recevoir une anse de fil de traction en soie torse *dd*. En dehors des soudures des demi-joncs, sont également attachées à la plaque palatine deux cages *ff*, embrassant exactement les dernières molaires et fixant solidement l'appareil. Plus en dehors encore et contre la cloison transversale de ces cages, est fortement soudé, par chacune de ses extrémités, un bandeau *gg*, passant au-devant des dents et percé, vis-à-vis de chaque dent à redresser, de deux trous pour le passage des chefs du fil de traction.

Lorsque plusieurs dents en rétroïtion se trouvent attirées sur le bandeau dont nous venons de parler et que l'espace fourni par le cercle dentaire n'est pas assez considérable pour le passage de ces dents, il faut, pour procurer à ces dernières une libre évolution, agrandir ou modifier le bandeau, de manière à déterminer toute l'extension désirable.

APPLICATION ET MANIÈRE D'AGIR DU TREPTODONTE.

Par l'épaisseur qu'on leur a conservée, par leur attache à leurs extrémités seulement, les demi-joncs et le bandeau jouissent d'une élasticité et en même temps d'une résistance suffisante.

Faut-il ramener en avant une dent en rétroïtion? Une anse de fil étant jetée sur le collet, les deux chefs sont passés à travers les deux trous du bandeau sur lequel on les serre assez fortement pour faire plier légèrement le métal, dont l'élasticité exerce sur le fil une traction constante.

Veut-on au contraire retirer en arrière une dent proéminente? c'est l'élasticité de l'un des demi-joncs qui s'acquittera de cet office. A cet effet, l'anse de fil sera portée sur lui et retenue dans une encoche pratiquée vis-à-vis de la dent déviée sur laquelle viendront se nouer les deux chefs de traction.

Quant aux obliquités latérales, ou par rotation, est-il nécessaire de faire remarquer que, par les places diverses où seront pratiques les trous ou les encoches, par les directions appropriées des fils de tirage et par la manière dont ceux-ci enlaceront les dents, il sera toujours facile d'imprimer à ces organes les déplacements qu'on jugera convenables.

LE STÉRÉODONTE.

Le redressement étant opéré, toute la tâche est loin d'être accomplie. Il faut que les dents se consolident dans la direction normale que le Treptodonte vient de leur imprimer. Jusqu'à ces derniers temps, c'était, dans bien des circonstances, ce qu'il y avait de plus long et de plus difficile à obtenir. Combien ai-je vu de sujets prêts à renoncer à un traitement qui leur semblait interminable, dégoûtés qu'ils étaient par des instruments imparfaits, quelquefois impuissants et toujours incommodes ! Le Stéréodonte (fig. 2) a résolu le

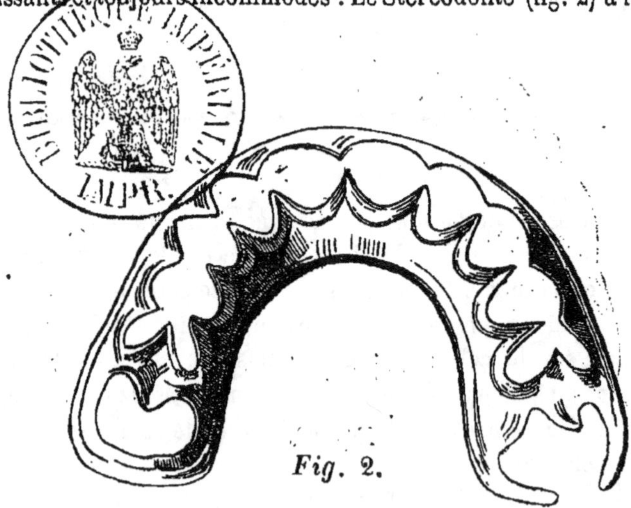

Fig. 2.

problème. Facile à supporter, il fixe les dents d'une manière inva-
riable, et leur assure ainsi une prompte et complète consolidation,
   Entièrement en or, comme le Treplodonte, d'un seul morceau,
rétreint sur le moule pris après le redressement, le Stéréodonte
s'applique et se retire avec la plus grande facilité. Emboîtant exactement les dents, depuis leur collet jusqu'au milieu de leur cou-
ronne seulement, il les fixe dans la direction qu'on leur a assignée,
tout en conservant à leur surface triturante leur liberté d'action.
   Je ne m'étendrai pas plus longuement sur ces deux instruments.
Les explications dans lesquelles je suis entré pour en faire connaître
la construction et les usages, en feront, je pense, suffisamment apprécier la valeur. Il ne me reste plus qu'à donner le dessein de l'arcade dentaire après le redressement, la même qui, avant le traitement, m'a servi de modèle pour la fig. 1re. Elle est représentée
ci-dessous, fig. 3.

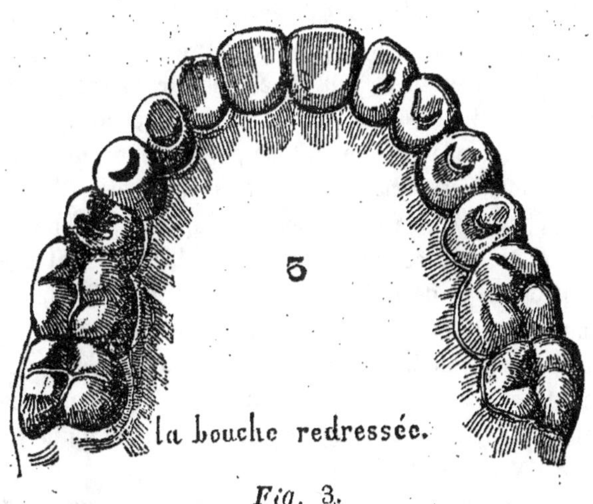

Fig. 3.

LES OSTÉONAURES

NOUVEAU SYSTÈME DE PROTHÈSE DENTAIRE.

———

Auxquelles des pièces dites *Osanores* ou des pièces métalliques faut-il donner la préférence? Telle est la question que se font et que nous adressent chaque jour les personnes obligées de recourir à la prothèse dentaire. Sauf quelques rares exceptions où la réponse ne peut être douteuse, à cause des conditions particulières que l'on rencontre, il nous est en général bien difficile de fixer le choix de nos clients par des motifs irréfutables. Chacun des deux systèmes, en effet, présente des avantages et des inconvénients au milieu desquels, et consultant et consulté, éprouvent un égal embarras, surtout si ce dernier est un praticien consciencieux. Exposons le plus succinctement qu'il nous sera possible l'état de perfection, comme d'imperfection, où sont parvenus ces deux genres de prothèse, et voyons si, en empruntant à l'un et à l'autre ce qu'ils ont de bon, on ne peut pas former un système mixte d'une incontestable supériorité sur ses deux aînés.

Pour sa durée, sa solidité, sa valeur intrinsèque, le dentier métallique l'emporte assurément sur son antagoniste. Il ne faudrait pas cependant s'exagérer ces qualités, dont la plus réelle est la solidité. Qui ne connaît en effet la différence relative du métal brut au métal travaillé? Et quant à la durée, bien des circonstances concourent à la rendre moins considérable que ne sont portées à le croire les personnes qui ignorent ce qui se passe dans une bouche en contact avec un de ces appareils.

Un phénomène constant et qui, plus que tout autre, tend de plus en plus à rendre une pièce métallique impropre aux usages qu'elle était appelée à remplir, c'est le retrait incessant des os et des gencives, partout où les dents naturelles ont été évulsées, et, par suite, la déformation des mâchoires.

Les cuvettes, en rapport bien exact avec les parties au moment de leur application, ne peuvent suivre ces changements à mesure qu'ils s'opèrent. Au bout d'un temps plus ou moins long, elles deviennent vacillantes, et leur mobilité ne cesse de s'accroître. Alors de deux choses l'une : ou la pièce est maintenue par des ressorts, ou bien elle est amarée à quelques dents par des crochets. Dans le premier cas, elle devient tellement basculante, qu'elle n'est plus à la bouche qu'un meuble incommode et nuisible ; dans le second, elle tient plus longtemps en place, mais ses oscillations produisent des résultats bien autrement fâcheux. Les crochets transmettent aux dents qu'ils embrassent et qu'ils frottent, tous les mouvements de l'appareil, et bientôt ébranlés, coupés, douloureux, ces précieux soutiens ne peuvent plus servir. Force est alors de les extraire et de faire un nouveau dentier.

D'après ce qui précède, on voit qu'il ne faut pas compter sur la durée indéfinie de ces masticateurs solides, qui portent avec eux, lorsqu'on en veut trop prolonger les services, de grandes causes de destruction, et que les clients sont plus intéressés à les faire renouveler que le dentiste dont tous les efforts tendent à satisfaire le public.

Les imperfections que nous venons de signaler ont, depuis quelques années, poussé quelques dentistes dans une voie, non pas nouvelle, mais déjà connue et à peu près abandonnée. Nous devons convenir qu'ils ont apporté dans ce genre de travail de notables améliorations et que, s'ils n'ont pas entièrement atteint le but que leurs annonces semblaient promettre, c'est que les vices dont sont entachés leurs appareils, sont inhérents à la matière qu'ils mettent en œuvre. Ces vices m'avaient si bien frappé, que j'ai bien longtemps résisté à cette innovation, et qu'il ne m'a pas fallu moins que

les exhortations de personnages éminents, aussi bien parmi les médecins que dans ma clientèle, pour surmonter mes préventions.
Je dois avouer qu'on rencontre ici, à côté des inconvénients, des
avantages considérables.

Les pièces, dites *osanores*, sont, dents et cuvette, taillées dans la défense de l'hippopotame. D'un seul morceau et façonnées à l'échoppe,
sur un moule exact, elles s'adaptent très-bien aux parties. A une
légèreté extrême l'hippopotame joint la propriété de happer fortement les surfaces mouillées. Il en résulte que la cuvette adhère intimement aux parties qu'elle touche. La muqueuse, elle-même, légèrement excitée par ce contact, se gonfle quelque peu, et, remplissant
tous les vides qui auraient pu rester, fixe l'appareil assez solidement pour qu'on soit dispensé de ressorts et de crochets. Ainsi donc
légéreté, fixité et suppression d'auxiliaires gênants qui trop souvent
coupent ou ébranlent les dents qu'on ne saurait trop ménager,
Grands et beaux résultats, sans doute, et qui devraient donner à ce
système la prééminence, s'ils n'étaient balancés par les inconvénients que nous allons énumérer.

Et d'abord, cette fixité dont nous venons de parler, et dont font
tant de bruit dans leurs annonces les prôneurs d'*osanores*, n'est pas
toujours aussi réelle qu'ils se plaisent à le proclamer. Qu'il ne reste
plus en effet de dents contre lesquelles on puisse arcbouter l'appareil,
que l'arcade dentaire, dépourvue de racines, amincie, déprimée,
ne présente à l'hippopotame qu'une surface étroite, la cuvette, malgré les propriétés adhésives de sa matière, ne jouira que d'une bien
médiocre solidité.

En pareil cas, afin d'éviter les ressorts, et pour ne pas mentir à
leurs prospectus, les faiseurs d'*osanores* n'ont rien trouvé de mieux
que de donner à la base de leurs dentiers la plus grande étendue
possible. C'est ainsi qu'il en est qui ne craignent pas de prolonger leurs cuvettes jusqu'aux trois quarts de la voûte palatine. Par
cette disposition, leurs pièces acquièrent de la solidité; mais elles
affaiblissent singulièrement le sens du goût, quand elles ne l'abolissent pas tout-à-fait. A part la condition assez maussade d'avaler des
mets sans saveur, ce dont, sans être gastronome, on a bien le droit
de se plaindre, cette privation est-elle sans inconvénient pour la

personne qui la subit? Il nous est permis d'en douter, et nous pensons plutôt que la nature a eu de bonnes raisons pour attacher une jouissance à chaque acte important de la vie animale.

Ce n'est pas tout. A cette imperfection il arrive parfois qu'on en ajoute une autre, plus grave encore. Je veux parler de la succion que l'on obtient en ménageant à la surface supérieure de la plaque, vis-à-vis de la voûte palatine, une cellule plus ou moins large, dans laquelle, par un mouvement de succion, celui qui porte le dentier, fait le vide, pour plaquer fortement la pièce à son palais. Ce procédé, le plus vicieux de tous, abandonné de tout dentiste tant soit peu médecin, et mis en usage seulement par les mécaniciens, qui ne voient d'autres conditions à remplir, qu'une solide contention ; ce procédé, dis-je, engendre constamment un gonflement de la muqueuse, qui ne tarde pas à se transformer en une inflammation assez douloureuse pour exiger la suppression de l'appareil.

Quelque bien faite que soit une pièce d'hippopotame, quelque peu corrosive que soit la salive de la personne qui la porte, jamais elle n'aura la durée d'une pièce en métal, et la différence à cet égard est notable. Il est impossible en effet de lui donner une épaisseur suffisante pour qu'elle ait une bien grande durée, et qu'elle puisse résister longtemps à l'action décomposante des liquides dont elle est imprégnée. Quelques personnes, il est vrai, peuvent conserver ces pièces jusqu'à deux et trois ans; mais le plus grand nombre est obligé de les renouveler tous les quinze ou dix-huit mois. Il est même des gens de qui la salive est tellement active, qu'après six mois, qu'après trois mois d'usage, leurs dentiers demandent à être remplacés. Nous ne pensons pas qu'aujourd'hui cette puissance décomposante de la salive puisse être contestée. Les travaux de MM. Toirac, De Villémur, Mialhe, Muller et autres, ont mis cette vérité hors de doute. Hâtons-nous d'ajouter cependant, que cette action destructive se fait sentir incomparablement plus vite sur la couleur de l'hippopotame que sur sa solidité, et que la plupart de ces dentiers seraient encore d'un bon service, quand leur nuance d'un jaune foncé oblige à les supprimer.

Cette instabilité dans la nuance a conduit tout naturellement les dentistes à faire usage de dents incorruptibles enchassées dans l'hippopotame. Comme solidité au moment de sa confection, comme beauté de travail, il ne se fait rien de mieux en dentition. Malheureusement ces qualités sont de trop courte durée. Partout où l'hippopotame ne présente pas quelque épaisseur, il se décompose rapidement. On devine dès lors avec quelle facilité les alvéoles factices de l'hippopotame doivent se corrompre. C'est en effet ce qui arrive; et, malgré les goupilles à l'aide desquelles on a pris soin de les assujettir, les dents bientôt deviennent branlantes, et tout l'appareil est perdu, car il n'est pas réparable.

Quelques adversaires exclusifs des dents d'hippopotame ont avancé qu'outre les désavantages assez grands déjà, dont nous avons parlé, on pouvait leur adresser un reproche plus grave encore, celui de donner à l'haleine, en se pourrissant, une odeur fétide. Cette accusation n'a rien de fondé pour les personnes soigneuses. J'ai retiré maintes fois de la bouche de mes clients des dentiers dont la décomposition était fort avancée, et jamais je n'ai rencontré cette fétidité. Il existe bien une légère odeur due à l'altération de la matière; mais cette odeur n'a rien de repoussant, en même temps qu'elle est très-peu sensible. Je ferai toutefois remarquer que pour ces pièces, plus encore que pour celles de métal, les soins d'une minutieuse propreté sont d'une indispensable nécessité.

En somme, de tous les torts des dentiers d'hippopotame, le plus considérable, à mon avis, est de jaunir trop vite. Il n'est pas rare, nous l'avons dit, après six mois, après trois mois, que les dents aient acquis une nuance qui ne permette plus de les conserver, tandis que le reste de la pièce, quoique de même couleur, pourrait encore rendre de longs services.

De la comparaison que nous venons d'établir il résulte bien évidemment que l'avantage reste aux dentiers métalliques, si, comme je l'ai dit, on n'a pas la prétention d'en prolonger trop la durée. Est-ce à dire pour cela qu'en toute circonstance on doive leur accorder la préférence? A Dieu ne plaise que je tire une pareille conclusion! Les faits viendraient trop vite en prouver l'inexactitude.

On rencontre des sujets d'une excessive irritabilité qui ne peuvent, quels que soient leur courage et leur persévérance, supporter les dentiers métalliques. Chez ces individus, la muqueuse s'irrite et s'enflamme au contact des métaux. Emollients ou toniques, rien n'y fait. La sensibilité s'exalte de plus en plus, les douleurs deviennent intolérables, et il faut renoncer à ces pièces pour recourir à l'hippopotame, ou se résoudre à ne pas réparer les pertes causées par la carie ou les progrès de l'âge. D'un autre côté, docile ou réfractaire, il n'est pas de bouche qui ne s'habitue avec peine à la présence des ressorts et des crochets. C'est donc pour épargner bien des malaises et des souffrances que je me suis attaché à marier les deux systèmes. Empruntant à l'un sa solidité, à l'autre sa propriété adhésive et sa facile tolérance, j'ai composé mes *Ostéonaures*.

Ces nouveaux appareils dentaires ont pour base première l'hippopotame qui, on doit se le rappeler, happe vivement les gencives. Je ne donne à cette base que l'étendue nécessaire pour bien emboîter les maxillaires, sans jamais envahir la voûte palatine. Par leur face externe, ces cuvettes d'hippopotame, convenablement amincies, sont recouvertes d'un feuillet d'or ou de platine, auquel elles sont exactement et intimement unies. Sur ce feuillet métallique de force suffisante, je fixe les dents, soit minérales, soit naturelles, avec ou sans fausses gencives. Au moyen de petits coins placés dans l'épaisseur de l'appareil, et qui servent de clés aux endroits nécessaires, j'obtiens, outre l'adhésion naturelle de l'hippopotame, une force de préhension régulière que j'augmente ou que je modère à ma volonté. Cette disposition me dispense de ressorts, de crochets et de ligatures.

Ainsi donc, durée, solidité, stabilité, application et enlèvement faciles de l'appareil, inaltérabilité des dents, tolérance des muqueuses buccales, telles étaient les problèmes à résoudre et dont les *Ostéonaures* présentent la solution.

La simple exposition que je viens de faire de mes nouveaux dentiers, et celle des anciens systèmes dont je l'ai fait précéder, suffiront, je pense, à l'intelligence complète de la question qui nous occupe, et me dispenseront d'entrer dans de plus longs développements. Je compte sur la sagacité du lecteur pour apprécier les immenses services qu'est appelée à rendre cette innovation. L'expérience en a déjà démontré la supériorité ; le temps la sanctionnera chaque jour davantage.

Maintenant, une dernière question : les *Ostéonaures*, tels qu'ils viennent d'être décrits, conviendront-ils dans tous les cas? Oui, si le dentiste possède les moyens de parer à toutes les éventualités. Ainsi, il est des bouches tellement tendres, qu'elles ne peuvent même pas supporter les pièces d'hippopotame les plus légères. Pour ces organisations délicates, il faut des appareils à part. Par une préparation préalable qu'on fait subir à la surface de l'hippopotame qui doit être en contact avec la muqueuse gengivale, ou bien encore par l'emploi de la gutta-percha dont on rendouble les cuvettes, on parvient à leur rendre les pièces supportables. La description de ces curieuses opérations ne serait pas sans intérêt, et peut-être serait-elle accueillie favorablement de quelques lecteurs ; mais ce n'est pas ici sa place. Cette Note, d'ailleurs, est déjà longue, et je n'avais pour but que de décrire *mes Ostéonaures*.

Avant de finir, cependant, qu'une dernière réflexion me soit permise. Toutes les fois que le contact du métal sera facilement supporté, on fera biende s'en tenir aux dentiers purement métalliques. L'inconvénient des crochets n'existe plus pour moi, depuis que je suis arrivé à fixer solidement dans la bouche les pièces métalliques sans le secours de ces gênants auxiliaires. Je ferai incessamment connaître les nouveaux moyens de contention que je mets en usage, dans le traité complet de prothèse dentaire auquel je travaille depuis longtemps, et dans lequel je consignerai en même temps les modifications profondes que les opiats, les élixirs et les dentifrices ont dû subir par suite des conquêtes nouvelles de la chimie appliquée à la physiologie et à la thérapeutique.

FIN.

Paris. — Imp. de L. Tinterlin et Cᵉ, rue Neuve-des-Bons-Enfants, 3.

www.ingramcontent.com/pod-product-compliance
Lightning Source LLC
LaVergne TN
LVHW010057060726
842524LV00006B/2246